DER TAG MIT YOGA

DER TAG MIT YOGA

Geistiger Yoga-Weg für Denkende

*mit 16 Zeichnungen
von Selvarajan Yesudian*

*Zusammengestellt und herausgegeben
von Elisabeth Haich*

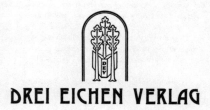

DREI EICHEN VERLAG

Vorliegendes Büchlein erscheint in der Reihe:

GESCHENKBÄNDCHEN –
Kleine Kostbarkeiten, die Freude bereiten

Mit freundlicher Genehmigung des Rascher-Verlages, Zürich,
wurden Texte aus dessen Büchern von Vivekananda entnommen;
dasselbe trifft zu für einige Texte aus dem Werk von Sri Aurobindo,
„Gedanken und Einblicke", gleichfalls erschienen im Rascher-Verlag.
Ferner wurden Texte aus dem Werk Rodin-Gsell – Die Kunst,
aus den Schriften von Eckartshausen, aus orientalischen Schriften und
aus Otto Gillen, Bleibender Reichtum der Aldus Manutius Drucke,
Zürich und Stuttgart, entnommen.

ISBN 3-7699-0406-0
Verlagsnummer: 406
Alle Rechte vorbehalten!
© 1970 by Drei Eichen Verlag
© 1983 by Drei Eichen Verlag
Nachdruck, auch auszugsweise, die fotomechanische Wiedergabe,
die Bearbeitung als Hörspiel, die Übertragung durch Rundfunk
sowie die Übernahme auf Daten- und Tonträger
dieser und der nach ihr hergestellten Fassungen
bedürfen der schriftlichen Genehmigung
des Drei Eichen Verlages, Hammelburg (Germany).
© für Übersetzungen beim Verfasser.
11. Auflage 1996
Umschlagbild und -gestaltung: Franz Binder
Druck und Bindung: Isar-Post, Altheim bei Landshut

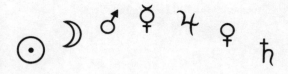

INHALT

Elisabeth Haich: Der Tag mit Yoga

Yoga ist keine Religion, sondern die herauskristallisierte Wahrheit.
E. Haich

Ein Mensch, dem nicht an jedem Tag eine Stunde gehört, ist kein Mensch.
Mosche Löb von Sasow

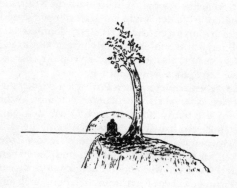

EINLEITUNG

Wie das Licht der Sonne aus sieben Farben besteht und sich in diese sieben Farben auflöst; so besteht auch die schöpferische Urkraft Gottes aus sieben schöpferischen Prinzipien, die zusammen, aber auch voneinander getrennt, im Universum als aufbauende – und auch zerstörende – Kräfte wirken. Alles, was existiert, wurde und wird von diesen Kräften geschaffen, ob das Weltkörper – Sonne oder Planet – oder Pflanze, Tier oder Mensch ist. Da diese Kräfte auch die Planeten aufgebaut haben und in und aus diesen wirken, haben die Menschen diese Kräfte nach den Planeten benannt, und zwar jede Kraft nach jenem Planeten, in und aus welchem sie am stärksten wirkt und ihn charakterisiert. So nennen wir auch heute noch die Kraft, die zum Beispiel in der Sonne am stärksten wirkt und ihre Schwingungen charakterisiert: Sonnenkraft; die Energieausstrahlung des Mondes: Mondkraft; und so weiter, also jede nach der von ihr charakterisierten Planetenausstrahlung.

Diese sieben schöpferischen Prinzipien wirken zusammen, aber auch voneinander getrennt, nicht nur im Weltraum, sondern auch in der Zeit. Seit uralten Zeiten haben die Menschen bemerkt, daß die Schwingungen, die in der Atmosphäre der Erde wirken, nicht immer die gleichen sind. Sie haben entdeckt, daß die wirkenden Energien in gewissen Zeiten, in gewissem Rhythmus, sich periodisch abwechseln. Diese Abwechslungen waren so auffallend und bemerkbar, daß die Menschen die Zeit nach diesen sich abwechselnden und rhythmisch wiederholenden Zeitperioden eingeteilt und benannt haben. Da es sieben schöpferische Urkräfte gibt, ruht die Einteilung der sich rhythmisch wiederholenden Zeitperioden auch auf der Zahl Sieben. Und da die Menschen die schöpferischen Prinzipien nach den Planeten benannt haben, nannten sie auch die sieben aufeinanderfolgenden Tage nach den Planeten. So ist der Tag, an dem die Schwingungen der Sonne am stärksten wirken, der Sonntag geworden. Der Tag des Mondes wurde der Montag, und so sind alle die Namen der Tage der Woche nach den verschiedenen Planeten benannt. So ist die Woche entstanden.

In der deutschen Sprache wurden die Tage nicht nach den römisch-mythologischen Göttern, die die sieben Urkräfte symbolisieren, genannt, sondern nach den teutonisch-mythologischen Göttern. Dennoch sind sie dem Sinne der Namen nach dieselben. Sonntag wurde nach der Sonne, Montag nach dem Mond, Dienstag nach dem Gott Thingsus, der mit dem römischen Kriegsgott Mars identisch ist, Mittwoch nach der Mitte der Woche, Donnerstag nach dem Gott Donar, der mit dem römischen Gott Jupiter identisch ist, Freitag nach der Göttin Freia, die mit der römischen Göttin Venus identisch ist, und Samstag nach dem jüdischen Namen Sabbat genannt.

Die indische Philosophie nennt diese in der Atmosphäre der Erde geheim wirkenden Naturkräfte Tatwas. Die Inder stellen ihr ganzes Leben auf diese Kräfte – auf die Tatwas – ein. Sie versuchen alle bedeutenden Geschehnisse ihres Lebens mit den Tatwas in Einklang zu bringen. Sie gehen sogar so weit, daß sie, da sie wissen, daß auch in den verschiedenen Teilen des Tages – am Morgen, am Mittag, am Abend und in der Nacht – einander abwechselnde, verschiedene Tatwas wirken, ihre Tageseinteilung danach richten. Das sind natürlich bedeutend schwächere Wirkungen als die Wirkungen des am ganzen Tag wirkenden Haupttatwas.

Ein Inder würde sich nie für eine wichtige Unternehmung entschließen, wenn die an diesem Tag wirkenden Tatwas ungünstig sind, sollte es eine Eheschließung, eine Geschäftsgründung, eine Reise oder was immer sein. Er weiß, daß diese Unternehmung ohnehin nicht gelingen könnte. Oft hört man in Indien von Geschäftsleuten aus dem Westen, daß sie nicht verstehen können, warum die

Inder manchmal den Zeitpunkt von eiligen geschäftlichen Besprechungen, das Unterschreiben wichtiger, sehr eiliger Verträge, Warenlieferungen oder ähnlichem oft hinausschieben. Die Inder wissen warum! Sie haben untersucht, welche Tatwas an diesen Tagen wirken, und wenn die Tatwas mit den Angelegenheiten nicht in Einklang stehen, verschieben sie die Termine der endgültigen Erledigungen auf die Zeit, in welcher die richtigen, zu den Angelegenheiten passenden Tatwas wirken.

An jedem Tag der Woche wirkt also eine andere schöpferische Energie. Die Natur und mit ihr alle Lebewesen, seien es Pflanzen, Tiere oder Menschen, befinden sich in diesen Schwingungen, sie baden und schwimmen in jener Kraft, die in der Natur an jenem Tag wirkt.

Die Pflanzen und Tiere gehorchen diesen Schwingungen automatisch. In gewissem Sinne tun es auch die Menschen. Sie haben sich aber durch die Wirkung ihres Verstandes sehr stark von der Natur und ihrem Rhythmus entfernt. Sie gehen zum Beispiel nicht mehr mit dem Sonnenuntergang schlafen wie die Tiere, sie handeln nicht mehr nach ihren Instinkten, sondern sie haben ihr ganzes Leben und ihren Lebensrhythmus nach der Einsicht ihres Verstandes eingerichtet. So löste sich die Menschheit allmählich in immer größerem Maße von der Natur und damit auch von den Naturkräften. Sehr oft wirken diese sogar gegen sie. Kein Wunder, daß die Menschen die Naturkräfte nicht mehr kennen, nicht mehr beherrschen und besitzen, und infolgedessen seelische und körperliche Erkrankungen erleiden müssen.

Alle großen Lehrer der Menschheit haben darauf hingewiesen, daß der Mensch die Fähigkeit besitzt, über die schöpferischen Kräfte zu verfügen und sie zu lenken. Der Mensch aber hat vergessen, daß er über diese Fähigkeit verfügt. So muß er durch Leiden lernen, sich wieder mit diesen Kräften in Verbindung zu setzen, um sie beherrschen und lenken zu können. Ein wichtiger Schritt dazu ist, die Schwingungen der Kräfte, die an den verschiedenen Wochentagen wirken, zu erkennen und sich auf sie bewußt einzustellen Und ein wesentliches Hilfsmittel dazu sind die Namen der verschiedenen Tage, denn sie zeigen uns, an welchem Tage wir die diesem Tage entsprechende Energie kennenlernen können.

Wie können wir uns aber auf die verschiedenen schöpferischen Schwingungen einstellen? Wie können wir sie uns aneignen – und sie beherrschen?

Die große Versucherin, die Schlange – der Verstand –, hat uns aus dem paradiesischen Urzustand herausgelockt, so muß sie uns auch helfen, den mühseligen und engen Pfad zu bewandern, der uns in das Paradies zurückführt. Wir sind aus dem himmlischen Urzustand *unbewußt* herausgefallen, jetzt müssen wir *mit vollem Bewußtsein* zurückkehren, um den Urzustand erobern und auch behalten zu können.

Diesen Weg aus dem Unbewußten in das göttliche Selbstbewußtsein nennen wir Yoga.

Eine sehr nützliche geistige Yoga-Übung, um diesen Zweck zu erreichen, besteht darin, daß wir uns auf die Schwingungen des Tages mit Hilfe von Konzentration auf bestimmte Gedanken einstellen. Die Gedanken müssen so ausgewählt sein, daß sie in uns die dem Tag entsprechende Energie erwecken.

In diesem Büchlein haben wir einige Gedanken, die geeignet sind, diese Aufgabe zu erfüllen, nach sorgfältiger Auswahl gesammelt, um Beispiele zu geben, wie man sich an jedem Tag der Woche mit Hilfe eines Gedankens auf die Schwingungen des Tages einstellen kann.

Schlagen wir zum Beispiel an einem Sonntag die Seiten auf, auf welchen die zu diesem Tag geeigneten Gedanken zu finden sind, und wählen wir einen Satz als Konzentrationsinhalt. Denken wir diesen Satz gründlich durch. Versuchen wir diesen Gedanken vollkommen richtig zu verstehen. Denken wir tiefer und tiefer über ihn nach. Versuchen wir den tiefsten Sinn dieses Gedankens herauszufinden und grübeln wir darüber nach. Eignen wir uns mit innerer Einsicht die darin enthaltene Weisheit an und identifizieren wir uns mit ihr. Wir werden bemerken, daß wir den Satz, auf den wir uns konzentrieren, zuerst ganz anders aufgefaßt haben als nachher, *im Zustand der vertieften Konzentration*. Wir wurden langsam identisch mit ihm, das heißt, daß wir die geistigen Schwingungen, die in dem Satz verborgen lagen, in uns erweckt und sie uns angeeignet haben. Damit haben wir unser Ziel erreicht: wir haben die Schwingungen des Tages kennengelernt und uns auf sie eingestellt.

Diese geistige Yoga-Übung machen wir jeden Tag. Am Montag mit den auf diesen Tag angegebenen Sätzen, am Dienstag mit den auf Dienstag angegebenen, und so weiter; an jedem Tag konzentrieren wir uns auf einen der dafür angegebenen Sätze. Sie werden uns zu immer neuen Wahrheiten und Weisheiten führen, die aber immer in ihnen verborgen waren, nur waren wir uns dessen nicht bewußt.

Mit dieser Yoga-Übung werden wir uns auf die Schwingungen des Tages einstellen können, und wenn wir jeden Tag üben, werden wir so weit kommen, daß wir die verschiedenen Schwingungen, die in den Sätzen verborgen liegen, sofort erkennen. Dann steht uns der Weg frei, die schöpferischen Kraftschwingungen – die Tatwas – in der Atmosphäre der Erde auch ohne Hilfe der Sätze zu erkennen und uns *bewußt* auf sie einzustellen. Wir brauchen Geduld dazu und Ausdauer, aber wer den Kampf gegen Unwissenheit nicht aufgibt, der wird das Ziel, über die Urkräfte der Schöpfung Herrscher zu werden, erreichen. Die Möglichkeit dazu wurde dem Menschen bei seiner Schöpfung mitgegeben!

ELISABETH HAICH

(Fillos)

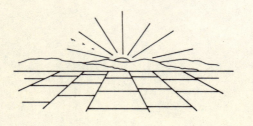

SONNTAG

Sonnenkraft

Sonnenkraft ist die Kraft des göttlichen Selbst. Wie die Sonne der Mittelpunkt, das lebenspendende Licht und der Herrscher im Sonnensystem ist und ihren Glanz ungehindert in jeder Richtung strahlt, so wirkt die Sonnenkraft auch in ihrer Offenbarung als geistiges Licht, absolute Wahrheit, Selbstbewußtsein, Selbstvertrauen, Selbstsicherheit, richtiges Herrschenkönnen – aber auch Tyrannei –, Freiheitsliebe und strahlende Gesundheit.

Der Weg aus der Unbewußtheit in das göttliche Selbstbewußtsein, das ist Yoga;
Der Weg aus dem Sklaventum in die Freiheit, das ist Yoga;
Der Weg von der Isoliertheit in die Einheit, das ist Yoga.

E. Haich

Selbstvertrauen ist der Grundstein des Lebens. Entferne es und das Leben zerfällt.

Yesudian

Ich stehe für die Wahrheit. Die Wahrheit wird sich nie mit Falschheit mischen. Und wenn auch die ganze Welt gegen mich ist, muß schließlich die Wahrheit siegen.

Vivekananda

Bringe Licht, und das Übel verschwindet in einem Augenblick. Baue deinen Charakter auf, und offenbare deine wahre Natur, die strahlende, die glänzende, die ewig-reine, und erwecke sie in jedem, dem du begegnest.

Vivekananda

Ich wünschte, wir alle kämen in einen solchen Zustand, daß wir sogar in den schlechtesten menschlichen Wesen das wahre Selbst im Innern sehen könnten und, anstatt sie zu verdammen, sagen könnten: »Erhebe dich, du Strahlender, erhebe dich, du Ewigreiner, erhebe dich, du, der weder Geburt noch Tod kennt, erhebe dich, Allmächtiger, und offenbare deine wahre Natur!«

Vivekananda

Mache dir zu eigen alle Erfahrungen, die das Leben dir bietet. Ohne eigene Erfahrungen wirst du die Wahrheit nicht erkennen. Yesudian

Es bildet ein Talent sich in der Stille, sich ein Charakter in dem Strom der Welt. Goethe

Es gibt keine bösen, nur unwissende Menschen! In der Gegenwart eines wahren Menschen fällt die Maske des Falschen herunter. Ramakrishna

Solange wir alles nur von unserem eigenen Standpunkt aus betrachten, werden wir die Wahrheit nie erkennen.

Brunton

Sage: Ich bin Ich! Und wie du sagest, fühl es auch in deinem kleinen Ich des großen Iches Hauch. Rückert

Je mehr du deinen Körper belebst, desto bewußter wirst du in deinem Selbst. Yesudian

Wenn wir den Geist nach innen wenden, erlangen wir Unterscheidungsvermögen. Durch Unterscheidungsvermögen finden wir zur Wahrheit. Ramakrishna

Nur die im Geiste Beschränkten unterscheiden: »Dies ist mein Freund, und dies ist mein Feind.« Der geistig

Freie liebt sie alle, wie die Sonne auf edle Pflanzen und auf Unkraut ohne Ausnahme scheint. Lama von Saskya

Das Licht deines wahren Wesens strahlt von deinem Mittelpunkt, erleuchtet den ganzen Körper, so, wie die Sonne die ganze Welt beleuchtet aus dem Mittelpunkt des Sonnensystems. Maharishi

Der Mensch schreitet nicht vom Irrtum zur Wahrheit, sondern von Wahrheit zu Wahrheit, von einer niedrigeren zu höherer Wahrheit. Vivekananda

Die Nacht ist vorgerückt, der Tag aber nahe herbeigekommen: so lasset uns ablegen die Werke der Finsternis und anlegen die Waffen des Lichtes. Römer XIII, 12

Alles, was dich körperlich, verstandesmäßig und geistig schwächt, wirkt als Gift. Es ist kein Leben darin, es kann nicht wahr sein. Die Wahrheit wirkt stärkend, die Wahrheit ist Reinheit, die Wahrheit ist reine Erkenntnis. Vivekananda

Du, Sonne, die Du die Wahrheit mit Deiner goldenen Scheibe verdecktest, nimm hinweg den Schleier, auf daß ich die Wahrheit sehe, die in Dir ist; ich habe die Wahrheit erkannt, die in Dir ist; ich habe den wahren Sinn Deiner Strahlen und Deiner Herrlichkeit erkannt und habe das gesehen, was in Dir scheint. Die Wahrheit in Dir sehe ich, und was in Dir ist, ist in mir, und Ich Bin Das! Upanischaden

Glücklich bist du! Du wirst dein Ziel erreichen. Dein Geschlecht ist gesegnet in dir, denn du strebst danach, der Ewige zu werden, indem du dich aus den Banden des Irrtums befreist. Sankaracharya

Du kannst nicht an Gott glauben, wenn du nicht an dich selbst glaubst. Vivekananda

Vergiß nie, daß der Geist in dir der König ist. Du bist Geist, also verhalte dich wie ein König. Yesudian

Das erhabene Ideal des Allmächtigen, das wir vor Augen haben, beweist, daß wir dieselbe Erhabenheit in uns tragen. Wir werden sie eines Tages verwirklichen. Yesudian

Wir wissen wohl, was wir sind, aber nicht, was wir werden können. Shakespeare

Die Sonne bestrahlt nicht nur den Berggipfel, sondern auch das Tal. Ebenso leuchtet im Leben der geistige Mensch, sein Auge sieht alles, von Gott bis herunter zur Kreatur. Yesudian

Wenn die Wahrheit auf deiner Seite ist, bleibt kein Platz mehr für Furcht. Yesudian

Es gibt auf Erden keine absolute Wahrheit, nur Teilwahrheiten. Erst wenn wir alle Teilwahrheiten erkannt haben, finden wir die absolute Wahrheit, auf der geistigen Ebene, in uns. E. Haich

Hänge nicht am alten Aberglauben. Sei stets neuen Wahrheiten geöffnet. Vivekananda

Freiheit und höchste Liebe müssen vereinigt sein; dann kann keine zur Fessel werden. Vivekananda

Eine einfache Wahrheit zu ertragen erfordert oft Riesenkräfte, denn Wahrheit wiegt mehr als irgend etwas in dieser Welt. Yesudian

Kein Wort der Wahrheit kann je verlorengehen. Es mag jahrhundertelang unter Unrat verborgen sein, aber früher oder später wird es sich zeigen. Die Wahrheit ist unzerstörbar. Die Tugend ist unzerstörbar. Die Reinheit ist unzerstörbar. Vivekananda

Alles kann für die Wahrheit geopfert werden, aber für nichts kann die Wahrheit geopfert werden! Vivekananda

Wahrheit kennt keinen Kompromiß. Lehre Wahrheit und entschuldige nimmer Aberglauben; ziehe niemals Wahrheit auf die Ebene des Zuhörers herab. Vivekananda

Besser als die Wahrheit kennen ist die Wahrheit lieben.
Konfuzius

Bei Dir ist die Quelle des Lebens, und in Deinem Licht sehen wir das Licht. Psalm 36, 10

Die wahre Natur des Menschen ist Vollkommenheit. Deren bewußter Ausdruck ist vollkommene Gesundheit von Geist und Körper. Dies ist Glückseligkeit. Yesudian

Ich muß das Höchste offenbaren! Mit weniger kann ich nicht zufrieden sein. Yesudian

Wisset ihr nicht, daß ihr Gottes Tempel seid und daß der Geist Gottes in euch wohnet? 1. Kor. III, 16

Steh auf! Erwache! Was machst du? Wenn der Körper vergeht, soll er in Arbeit vergehen. Das Göttliche in dir und anderen zu erwecken ist das Ziel. Vivekananda

Wenn du glaubst, ein Körper zu sein, bist du vom Weltall getrennt. Wenn du glaubst, ein Geist zu sein, bist du ein Funke des ewigen Feuers. Wenn du glaubst, das göttliche Selbst zu sein, bist du alles.   Vivekananda

Gold bleibt Gold, ob es in den Graben fällt oder auf dem heiligsten Altar niedergelegt wird. Stets bleibt es unverändert. So ist auch der Mensch, in welchem der Geist, wie die Sonne am Mittag, wach ist. Nichts in dieser Welt kann ihn beflecken, auch wenn er sich unter die »Zöllner und Sünder« mischt.   Yesudian

Bei jedem Schritt sei schöpferisch und wachse! Der Tod ist die Schöpfung eines sterbenden Gemüts. Das Leben ist die Schöpfung eines lebendigen Gemüts.   Yesudian

Wer Gott erkannt hat, streift alle Fesseln von sich, und mit den entschwundenen Leiden streift er Geburt und Tod ab.   Upanischaden

Vollkommenheit braucht nicht erreicht zu werden, denn sie ist schon in uns. Unsterblichkeit und Glückseligkeit brauchen nicht erworben zu werden, denn wir haben sie schon. Sie sind allezeit unser gewesen.   Vivekananda

Wenn du gebunden bist, wirst du gebunden bleiben. Wenn du es auszusprechen wagst, daß du frei bist, bist du im gleichen Augenblick frei.   Vivekananda

Jeder Geist ist seinem Wesen und Vermögen nach göttlich!   Vivekananda

Viel Rettungsmittel bietest du! was heißt's? Die beste Rettung: Gegenwart des Geists!   Goethe

Bist du in der Wahrheit fest verankert, so wirst du selbst

im Traum nie die Unwahrheit sagen. Du wirst in Gedanken, Wort und Tat wahrhaftig sein. Ramakrishna

Solange du nicht bereit bist, dich in jeder Minute zu wandeln, kannst du niemals die Wahrheit erkennen. Aber du mußt standhalten und ausharren im Forschen nach Wahrheit. Vivekananda

Alles, was du sagst, wird die Wahrheit sein. Du kannst zu einem Menschen sagen: »Sei gesegnet!«, und er wird gesegnet sein. Wenn ein Mensch krank ist und du ihm sagst: »Sei gesund!« – so wird er gesund sein.

Vivekananda

Dienst du der Wahrheit während vielen Jahren, ohne von ihr abzuweichen, werden die Menschen von allem, was du sagst, überzeugt sein. So wirst du den Massen den größten Segen schenken, sie von ihren Fesseln befreien und die ganze Nation erheben. Vivekananda

Bringt viel Licht in die Welt! Licht, bringt Licht! Licht soll auf jeden einzelnen strahlen! Die Aufgabe ist nicht beendet, bis nicht jeder zum Schöpfer gelangt ist. Bringt Licht den Armen, und bringt noch mehr Licht den Reichen, denn sie brauchen es mehr als die Armen. Bringt Licht den Ungelehrten und noch mehr Licht den Gelehrten, denn die Eitelkeit der Lehren unserer Zeit ist mächtig. Bringt Licht! Bringt Licht zu allen! Vivekananda

Du kannst sicher sein, daß du eine himmlische Kraft erlangen wirst, wenn du der Wahrheit dienst und jeder Versuchung, sie aufzugeben, widerstehst. Die Menschen werden es nicht wagen, in deiner Gegenwart Dinge zu sagen, die du nicht als Wahrheit anerkennst.

Vivekananda

Wenn du aufrichtig und von ganzem Herzen sagen kannst: Herr, mein Gott! führe mich, wohin du willst – nur dann machst du dich los von jeder Knechtschaft und wirst wahrhaft frei.   Epiktet

Selbstbeherrschung bedeutet Selbsterkenntnis; Selbsterkenntnis bedeutet Gottesbewußtsein.   Yesudian

Keiner sei gleich dem andern; doch gleich sei jeder dem Höchsten. Wie das zu machen? Es sei jeder vollendet in sich.   Goethe

Freiheit ist nichts anderes als Beseitigung der Unwissenheit, und die schwindet nur, wenn wir das Selbst kennen.   Vivekananda

Du bist das Unendliche, das Weltall ist in dir. Erkenne dich selbst und höre auf die Stimme deines wahren Selbst.   Satyakama

Ganz leise spricht ein Gott in unserer Brust, ganz leise, ganz vernehmlich zeigt er uns an, was zu erstreben ist und was zu fliehen.   Goethe

Ich glaube, daß wir einen Funken jenes ew'gen Lichts in uns tragen, das im Grunde des Seins leuchten muß und welches unsere schwachen Sinne nur von ferne ahnen können. Diesen Funken in uns zur Flamme werden zu lassen und das Göttliche in uns zu verwirklichen, ist unsere höchste Pflicht.   Goethe

Das Beste wird nicht deutlich durch Worte. Der Geist, aus dem wir handeln, ist das Höchste.   Goethe

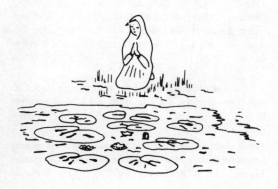

MONTAG

Mondkraft

Mondkraft ist die Kraft der Natur, die dem Geist die Möglichkeit gibt, sich in der Materie zu verkörpern. Wie die Natur die schöpferische Kraft Gottes widerspiegelt, indem sie als sichtbare, materielle Welt Milliarden von Lebewesen gebärt, so widerspiegelt der Mond das Licht der Sonne, und so gibt die Mondkraft in ihrer Offenbarung als Mutterschaft die schöpferische Zeugungskraft des Männlichen in der Geburt des Kindes zurück. Darum ist Mondkraft, als die Vertreterin der Natur, die innere Kraft der Mutterschaft, des Wachstums, der Widerspiegelung und auch der Phantasie, da Phantasie auch die Verkörperung – Widerspiegelung – von Ideen in Bildform ist.

Wie der Mond das Licht der Sonne ohne Beimischung fremder Farben widerspiegelt, so sollst du, o Edelgeborener, die Göttlichkeit deines höheren Selbst ohne Beimischung der Eigenschaften deines kleinen Ich offenbaren.   China

Jedes neugeborene Kind bringt die Botschaft, daß Gott sein Vertrauen in den Menschen noch nicht verloren hat.   Tagore

Deine äußere Welt ist die genaue Widerspiegelung deines Inneren. Der vollkommene Körper ist das getreue Ebenbild der vollkommenen Seele.   Maharishi

Wenn eine Frau fähig ist, Menschen zu gebären, wessen kann sie in dieser Welt nicht fähig sein? Unwillkürlich verneigt sich der Mensch vor dieser heiligen Mutterschaft, um ihren Segen zu erlangen. Yesudian

Jener, der das Weib mit den Augen der Lust betrachtet, hat den Zustand der Roheit noch nicht überwunden. Nur jener, der in ihr die Mutter sieht, ist aus der tierischen und menschlichen zur göttlichen Ebene emporgestiegen. Yesudian

Der Körper ist nur die äußere Hülle des Geistes. Er muß tun, was ihm der Geist diktiert. Vivekananda

Gott kann allein im Menschen handgreifliche Wirklichkeit werden. Ramakrishna

Nur wenn eines Mannes Augen rein sind, kann er im Weib die ewige Mutter wahrnehmen. Nur dann überschüttet sie ihn mit ihrer Gnade. Yesudian

Wie eine Mutter eine Lampe anzündet, um in einem Zimmer Licht zu machen, so lasse durch Deine Worte, o Meister, in meinem Herzen das Licht der Wahrheit aufgehen. Yesudian

Das Kind bat: »Liebe Mutter, wecke mich, wenn ich hungrig bin.« Die Mutter antwortet: »Mein Liebling, der Hunger selbst wird dich schon wecken.« Ramakrishna

Die Welt kann nur gut und rein sein, wenn unser Leben gut und rein ist. Sei rein und gelassen, die gereizte Seele kann das Selbst nicht widerspiegeln. Vivekananda

*Die Grenzen unseres Körpers sind eine Hohlform. Seele
und Geist müssen hineinströmen, sie zerbrechen und sie
beständig erweitern und neu formen, bis eine Übereinstimmung
zwischen ihrer Unendlichkeit und der endlichen,
begrenzten Form erreicht ist.* Aurobindo

*Die Stellung der Mutter ist die höchste in der Welt,
denn als Mutter lernt und übt man die größte Selbstlosigkeit.
Nur die Liebe Gottes ist noch größer als die
Liebe einer Mutter.* Vivekananda

*Stellt euch die Wirklichkeit vor. Dann wird aus eurer
Vorstellung Wirklichkeit.* E. Haich

*Die Seele ist geschlechtslos. Warum sollte sie sich durch
die Vorstellung von einem Geschlecht erniedrigen? Wer
ein vollkommener Yogi sein will, muß die Vorstellung
von einem Geschlecht aufgeben.* Vivekananda

*Der Verstand ist wie der Mond. Er erhält das Licht
des Bewußtseins von dem Selbst, das der Sonne ähnlich
ist. Also, wenn das Selbst zu leuchten beginnt, wird
der Verstand wie der Mond, wenn die Sonne aufgegangen
ist, nutzlos.* Maharishi

*Gott und Natur sind wie Knabe und Mädchen beim
Spiel und in der Liebe. Sie verstecken sich und laufen
einander davon, damit sie einander jagen und suchen
und fangen können.* Aurobindo

*Der Mensch wurde geboren, um die große Mutter, die
Natur, zu erobern. Nicht um ihr zu folgen!* Vivekananda

Der Hauptlehrer ist zehnmal verehrungswürdiger als der Unterlehrer. Der Vater ist hundertmal verehrungswürdiger als der Hauptlehrer. Doch die Mutter ist tausendmal verehrungswürdiger als der Vater. Indien

Freiheit ist das Gesetz des Seins in seiner unbeschränkten Einheit, sie ist die geheime Meisterin der Natur. Dienstbarkeit ist das Gesetz der Liebe im Sein, welches sich freiwillig hingibt, um in der Vielfalt dem Spiel seiner Formen zu dienen. Aurobindo

Baue nicht Prachtgebäude der Phantasie, die am Ende in nichts zerfließen. Sabhapatti

Ihr seid unsterbliche Geister, freie Geister, gesegnet und ewig. Ihr seid weder Materie noch Körper. Die Materie ist euer Diener, nicht ihr seid der Diener der Materie.

Vivekananda

Die Natur zeigt zugleich durch die Unfruchtbarkeit und Einförmigkeit der bloßen Stille, daß das, was sie von uns möchte, das Spiel der Aktivitäten auf der festen Grundlage der Ruhe ist. Gott spielt immer und ermüdet nie. Aurobindo

Selbstverwirklichung allein ist die wahre Geburt.

Maharishi

Durch Schmerz und Kummer ermahnt die Natur die Seele, daß die Freuden, die sie genießt, nur leise Andeutungen der wirklichen Seligkeit des Daseins sind.

Aurobindo

Ist der Mond voll – dann nimmt er ab! China

Körper oder Materie sind Ausdruck der Natur. Das Ziel ist, sie zu überwinden und aus ihnen ein Werkzeug zu formen, das das Selbst verkörpert und ausdrückt, das Selbst, die Gottheit in uns.   Yesudian

Körperliche Form, die Geistiges schützend umfaßt, so daß beides seine besondere Wirkungsweise zeigt, heißt Natur.   Dsuang Dsi

Der Mensch ist verliebt in die Schranken seines körperlichen Daseins, doch verlangt ihn zugleich nach der Freiheit seines schrankenlosen Geistes und seiner unsterblichen Seele.   Aurobindo

Die Rastlosigkeit und frühe Erschöpfung unseres tätigen Wesens und seiner Werkzeuge sind Zeichen der Natur, daß Stille unser eigentliches Fundament ist und Erregtheit eine Krankheit der Seele.   Aurobindo

»Liebe deine Nächsten wie dich selbst«, denn ein jeder Mensch ist dein eigenes Spiegelbild. Du bist das. Ta tvam asi.   E. Haich

Weder kann Gott aufhören, sich zur Natur zu neigen, noch der Mensch, zur Gottheit emporzustreben. Das ist die ewige Beziehung des Endlichen zum Unendlichen. Wenden sie sich scheinbar voneinander ab, so ist das nur, um sich um so tiefer zu begegnen.   Aurobindo

Absolute Beherrschung der Natur und sonst nichts, muß das Ziel sein. Wir müssen Herr über die Natur und nicht ihr Sklave sein.   Vivekananda

Früchte bringet das Leben dem Mann; doch hangen sie selten Rot und lustig am Zweig, wie uns ein Apfel begrüßt.

Goethe

Das Tier ist Mensch, verkleidet in Fell und auf vier Beinen. Der Wurm ist Mensch, er windet sich und kriecht der Entwicklung seines Menschseins entgegen. Selbst die undifferenzierten Formen der Materie sind der beginnende Körper des Menschen. Alle Dinge sind der Mensch.

Aurobindo

Wenn auch Bücher und Schriften vieles Wissen widerspiegeln, so kommt wirkliche Weisheit doch nur aus uns selbst.

Yesudian

»Nicht glücklich ist die Erde, die lange unbebaut daliegt. Hier geht eine schön gewachsene Frau, die lange kinderlos geblieben ist, umher.« Bearbeite deinen Körper, der dein Teil aus der Erde ist, mit der Kraft deines Geistes, und er wird dir das göttliche Kind gebären: dein Selbstbewußtsein im göttlichen Selbst.

E. Haich

Die Mutter ist ein Glück für jeden in seiner Not. Wer eine Mutter hat, der hat eine Beschützerin, und ohne Beschützerin ist, wer sie nicht hat.

Mahabharata

Wahrhaft glückselig ist der Mann, dem die Frau Vertreterin von Gottes Mutterschaft ist.

Vivekananda

Die Natur wartet nur darauf, gebändigt und zum Schaffen gebracht zu werden. Nur wenn unsere Sinne wie Pferde im Zügel gehalten werden, beginnen sich die Fähigkeiten des Menschen zu offenbaren. Bis dahin kriecht er auf allen vieren.

Yesudian

Nichts hat der Mensch in sich so sehr zu bezähmen als seine Einbildungskraft, die beweglichste und zugleich die gefährlichste aller menschlichen Gemütsgaben.

Herder

Wo die Frauen in Kummer leben, verdirbt die Familie bald. Wo die Frauen in Glück leben, gedeiht die Familie immer.

China

Was du nicht freiläßt, wird niemals wachsen. Gib den Menschen das Licht der Freiheit. Das ist die einzige Bedingung des Wachstums.

Vivekananda

Einswerdung ist das große Geheimnis der Natur. Einswerdung ist die Bestimmung aller Dinge. Je mehr sich ein Wesen der Einswerdung nähert, desto vollkommener wird dieses Wesen. Ein Satz, den nicht alle Menschen verstehen.

Eckartshausen

Ein keusches Weib, das jeden Mann, ausgenommen den eigenen, als ihr Kind betrachtet und allen Männern gegenüber die Haltung einer Mutter einnimmt, wird kraft ihrer Reinheit eine solche Macht ausüben, daß jeder Mann, so brutal er auch sein mag, in ihrer Gegenwart die Atmosphäre der Heiligkeit verspüren muß.

Vivekananda

Arbeit und Anbetung bringen dich zu deiner eigenen Natur zurück.

Vivekananda

Nimm stets den kürzesten Weg! Die Natur weist ihn. Dein Handeln und Sprechen wird dann gerade und richtig sein. Diese Absicht allein befreit von allen Hemmungen und Nöten, von Berechnung und Heuchelei.

Mark Aurel

Der Mensch sucht zuerst blind und weiß nicht einmal, daß er sein göttliches Selbst sucht; denn er geht aus vom Dunkel der materiellen Natur, und selbst wenn er zu sehen beginnt, ist er lange noch geblendet von dem in ihm selbst zunehmenden Licht. Auf sein Suchen antwortet Gott auch verhüllt: Er sucht und genießt des Menschen Blindsein wie die kleinen Hände eines Kindes, die nach der Mutter tasten. Aurobindo

Weder Körper noch Gemüt darf Herr über uns sein. Wir dürfen nicht vergessen, daß der Körper uns gehört, und nicht wir dem Körper. Vivekananda

Wie sich Sonne und Mond nicht im trüben Gewässer widerspiegeln können, so kann sich der Allmächtige nicht in einem Herzen widerspiegeln, das von der Idee des »ich und mein« getrübt ist. Ramakrishna

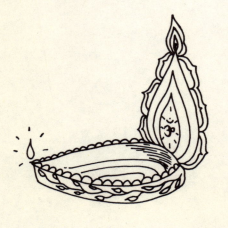

DIENSTAG

Marskraft

Marskraft ist die schöpferische Zeugungskraft, die das Ewigweibliche gegen seinen von der Natur gegebenen Widerstand mit Kampf erobert, es durchdringt und befruchtet. Die schöpferische Kraft Gottes offenbart sich als Zeugungskraft durch den Körper, durch das Fleisch und steht im Dienste des Arterhaltungstriebes. So erscheint Marskraft in ihrer irdischen Offenbarung als Willenskraft, Impulsivität, Mut und Waghalsigkeit, um einen Entschluß zu fassen, den Kampf anzufangen, als rohe Muskelkraft, um kämpfen und erobern zu können, und als sexuelle Kraft, um das eroberte Weibliche zu besitzen und befruchten zu können.

Jener, der seine Kräfte nicht vergeudet, sondern sie beherrscht, wird zum Führer der Menschen. Er strömt seinen mächtigen, zeugenden Einfluß auf die Menge aus und schreitet voran. Seine Gedanken werden wie Zeugungskraft ins Innerste der menschlichen Gemeinschaft dringen und Männer und Frauen zu Taten des Mutes und der Kraft anspornen. Seine Worte werden erwecken. Seine Taten werden befreien. Und seine bloße Berührung wird einen Menschen verwandeln. Yesudian

Das Selbst wird nicht von Schwachen erreicht. Wenn in dem Körper und in der Seele keine Kraft ist, kann man das Selbst nicht verwirklichen. Zuerst mußt du mit guter, kraftvoller Nahrung deinen Körper aufbauen, nur so wird auch deine Seele stark. Die Seele ist der

33

feinere Teil deines Körpers. Du mußt große Kraft in deinem Körper und in deiner Seele aufspeichern.

Vivekananda

Dein eigener Wille ist das einzige, was auf deine Gebete antwortet.

Vivekananda

Dieses anstrengende Zeitalter will Menschen mit eisernem Willen. Nur jener kann es überleben, der weiß, was er will.

Yesudian

Über allen Tugenden steht eines: das beständige Streben nach oben, das Ringen mit sich selbst, das unersättliche Verlangen nach größerer Reinheit, Weisheit, Güte, Liebe.

Goethe

Der Mensch, der dem Zorn oder Haß oder irgendeiner anderen Leidenschaft Raum gibt, kann nicht arbeiten, denn er zersplittert nur seine Kräfte und tut nichts Nützliches. Der Ruhige, Versöhnliche, Gerechte und Ausgeglichene leistet die höchste Arbeit. Er verliert keine Kraft.

Vivekananda

Wenn immer das Tier im Menschen erwacht, ergreift ihn der Geist der Zerstörung, und er hinterläßt die Spuren des Niederganges. Wenn immer das Göttliche im Menschen erwacht, offenbart er sein Bestes und erhebt die Umwelt auf eine höhere Stufe.

Yesudian

Geistige Kräfte sind sublimierte sexuelle Kräfte. Sexuelle Kräfte sind materialisierte geistige Kräfte.

E. Haich

*Wir erobern den Kosmos, wir bekämpfen die Elemente.
Wir besiegen Feinde. Aber immer noch bleibt uns der
größte aller Siege zu erringen: über ihn, den unbekann-
ten Menschen – über uns selbst!*   Yesudian

Sei mit Vorsicht – waghalsig!   Yoga mimamsa

*Der geistige Mensch ist wie ein Riese unter Zwergen.
Er ist von keiner irdischen Kraft, sondern nur von seinem unsterblichen Geist abhängig, und das ist es, was
ihn auf Erden unbesiegbar macht.*   Yesudian

*Ich bin zum Kämpfer geboren, also laßt mich kämpfen
bis zum Ende, mit dem Schwert der Furchtlosigkeit in
meiner Rechten und mit dem Schild der Urteilskraft in
meiner Linken.*   Yesudian

Toren fürchten das Schicksal. Der Held überwindet es.
                    Yesudian

*Kraft kann sich nicht offenbaren, wo Schwäche ist. Sei,
was du bist! Deine wahre Natur ist Kraft.*   Vivekananda

*Wer lebt, muß sterben; so stirb denn nach einem würdi-
gen Leben, als Held und nicht als besiegter Sklave.*
                    Yesudian

*Je mehr die Umstände gegen dich sind, um so stärker
wird deine innere Kraft offenbar.*   Vivekananda

*Laßt mich auf dem Schlachtfeld des Lebens sterben,
nachdem alle meine Feinde besiegt, die Leidenschaften
überwunden sein werden, wenn Haß sich in Liebe, Ver-
achtung sich in Verständnis und Hochmut sich in würde-
volles Selbstbewußtsein verwandelt hat.*   Yesudian

Der Macht des Menschen sind keine Grenzen gesetzt,
weder der Gewalt des Worts noch der des Geistes.

Vivekananda

Ich nehme keine Befehle an, sondern ich befehle selbst,
und meine Heerscharen schulden mir Gehorsam. Die
größten unter meinen Kämpfern heißen: »Furchtlosig-
keit« und »Kraft«. Yesudian

Wertvoller Mensch ist streitlos.
Streitender Mensch ist wertlos. Laotse

Die Macht des Geistes kommt von der Beherrschung der
Kräfte im Körper. Das Ziel ist, die körperlichen Kräfte
zu sammeln und in seelische und geistige Energien um-
zuwandeln. Die große Gefahr liegt darin, die Kräfte
des Körpers in unbeherrschten und unvorsichtigen Ver-
gnügungen zu vergeuden, dadurch verlieren wir die
ursprüngliche Kraft des Geistes. Vivekananda

Das wahre Zeichen der Stärke ist beherrschtes Tun.

Yesudian

Von der Gewalt, die alle Wesen bindet, befreit der
Mensch sich, der sich überwindet. Goethe

Eine Nation stirbt aus, wenn sie nicht die zur Erfüllung
ihrer Aufgabe richtigen Menschen hervorbringt. Er-
zeugt starke Menschen, kräftig und aufrichtig bis in
ihr innerstes Rückenmark. Erzeugt mutige Menschen.
Erzeugt glaubensstarke Menschen. Denn diese sind das
Salz der Nation und das Fundament des großen natio-
nalen Gebäudes, das den künftigen Generationen Ob-
dach, Schutz und Inspiration sein wird. Yesudian

Selbst die rohe Kraft des Menschen, die Berge entwur-
zelt, auf dem Geist soll sie im Grunde beruhn! Japan

Der Starke versteht Stärke. Der Elefant versteht den Löwen, nicht die Ratte. Wie können wir die Großen der Menschheit verstehen, wenn wir nicht ihresgleichen sind?

Vivekananda

Die Sieger sind Könige; die Besiegten sind Banditen.

China

Das ganze Geheimnis des Daseins ist, keine Furcht zu haben. Fürchte nicht, was aus dir wird, und hänge von niemandem ab. Erst dann bist du frei, wenn du jede Hilfe zurückweisest.

Vivekananda

Sei tapfer! Sei furchtlos! Sei frei! Wach auf! Steh auf! und schreite vorwärts!

Yesudian

Gott hat die Erde als Kampfplatz geschaffen und angefüllt mit dem dröhnenden Schritt der Kämpfer und dem Geschrei von Streit und Ringen. Willst du Ihm Seinen Frieden entreißen, ohne den Preis zu zahlen, den Er für ihn bestimmt hat?

Aurobindo

Werft ab euren Schlaf, eure Trägheit! Werft ab die Gefangenenketten! Werft ab eure Schwäche, werft ab euer Leid! Gebunden ist, wer sich gebunden glaubt, und frei, wer glaubt, frei zu sein.

Yesudian

Habe keine Schwäche in dir, nicht einmal angesichts des Todes. Bereue nicht und brüte nicht über vergangenen Taten. Erinnere dich nicht deiner guten Taten. Sei frei. Der Schwache, der Ängstliche, der Unwissende werden niemals das Selbst erreichen.

Vivekananda

Dein schwaches Auge, o Sterblicher, gestärkt mit Ferngläsern und Mikroskop, zeigt dir unbekannte Dinge:

was wird das Auge deiner Seele dir entdecken, wenn du die Kunst gelernt hast, es zu verstärken?   Yesudian

Die Feigen und Mutlosen können im Leben nichts vollbringen. Sie kommen und gehen von Leben zu Leben, klagend und seufzend. Die Erde braucht Helden! Das ist ohne Zweifel die Wahrheit. Sei ein Held! Sage fortdauernd: »Ich habe keine Angst! Ich fürchte mich nicht!« Sage das einem jeden: »Hab keine Angst! Sei furchtlos!«
Vivekananda

Es gibt keine schlechten Kräfte, nur schlecht verwendete Kräfte.   E. Haich

Was wir brauchen, ist ein menschenformender Glaube. Wir brauchen Männer! Männer mit Muskeln aus Eisen und Nerven aus Stahl.   Vivekananda

Wodurch entstehen alle Kräfte des Weltalls? Durch Kampf, Wettstreit, Konflikt! Angenommen, alle Teilchen der Materie befänden sich dauernd im Gleichgewicht, gäbe es dann überhaupt einen Schöpfungsvorgang?   Vivekananda

Vor allem sei stark und mannhaft! Körperliche Schwäche ist die Wurzel von wenigstens einem Drittel unseres Unglücks.   Vivekananda

Die Gesamtsumme der Kräfte der Freude und des Schmerzes, die hier auf Erden ihr Spiel treiben, bleibt stets die gleiche. Wir verschieben diese Kräfte nur von einer Seite auf die andere, und von dieser wieder zurück, aber die Gesamtsumme wird die gleiche bleiben.
Vivekananda

Ein mit vier Pferden bespannter Wagen kann entweder ungehemmt den Berg hinunterrasen, oder der Kutscher kann die Pferde zügeln. Welches ist nun das Zeichen größerer Kraft: die Pferde laufen zu lassen oder sie zurückzuhalten?   Vivekananda

Habe den Mut, zur Wahrheit zu kommen, auch wenn es durch die Hölle geht.   Vivekananda

Verliere niemals den Glauben an deine eigenen Kräfte, und du kannst alles in diesem Weltall tun. Werde nicht schwach. Alle Kraft ist dein!   Vivekananda

Der Schmerz ist ein heiliger Engel, und durch ihn sind Menschen größer geworden als durch alle Freuden der Welt.   Stifter

Nur der Starke kommt in große Versuchung, damit er dadurch noch stärker wird.   Saretni

Erwarte nicht Hilfe von anderen, weil du damit Schulden auf dich nimmst. Glaube an dich, du brauchst keine Hilfe! Alle Kräfte findest du in dir selbst.   Yesudian

Besser ist es, auf dem Schlachtfeld zu sterben, denn als ein Besiegter zu leben.   China

Wer einen eigenen Willen in die Dinge zu legen hat, über den werden die Dinge nicht Herr.   Nietzsche

Der Wille ist stärker als alles andere. Alles muß sich verbeugen vor dem Willen, denn er stammt von Gott. Ein reiner und starker Wille ist allmächtig. Vivekananda

Über alles sei stark, sei männlich! Ich habe Respekt sogar vor dem Bösen, solange er männlich und stark ist. Seine Kraft wird ihn eines Tages so weit bringen, daß er seine Boshaftigkeit aufgibt, daß er sogar alle böse und selbstsüchtige Tätigkeit aufgibt; und das wird ihn zum Schluß zur Wahrheit bringen.   Vivekananda

Wenn sich der gebildete Mensch bei Kunst und Poesie der Vergangenheit zum Mahle setzt, wird er die schöne Illusion, daß jene glücklich gewesen, als sie dies Große schufen, nie völlig von sich abwehren können und wollen. Jene freilich retteten nur mit großen Opfern das Ideal ihrer Zeiten und kämpften im täglichen Leben den Kampf, den wir alle kämpfen. Ihre Schöpfungen sehen nur für uns aus wie gerettete und aufgesparte Jugend.   Jacob Burckhardt

Blicke auf dich zurück von der Amöbe bis zum menschlichen Wesen. Wer hat das alles gemacht? Dein eigener Wille. Kannst du dann leugnen, daß er allmächtig ist? Was dich so hoch gebracht hat, kann dich noch höher führen. Was du haben mußt, ist Charakter, Stärkung des Willens.   Vivekananda

Kleinmut und Verzagtheit gehen nicht aus dem Gewichte der Drangsal, sondern aus der Schwäche des Gemütes hervor.   Hl. Chrysostomus

Wenn dein Ziel groß ist und deine Mittel klein, handle trotzdem. Durch dein Handeln allein werden auch deine Mittel wachsen.   Aurobindo

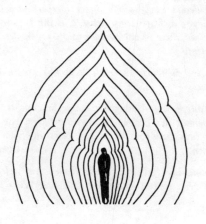

MITTWOCH

Merkurkraft

Merkurkraft ist die Brücke, die Verbindung zwischen dem göttlichen und persönlichen Selbst, zwischen Geist und Körper. Sie ist die Kraft des Denkens. Ihr Werkzeug ist der Verstand, ihre Waffen sind die Worte in Sprache und Schrift. Merkurkraft hilft uns das große Ziel zu erreichen durch Lernen und Lehren, die zum Wissen führen.

Verkörperte Gedankenformen hängen wie Wassertropfen des Meeres aneinander und bilden in ihrer Gesamtheit die äußere Welt. Mahayana-Philosophie

Wer wirklich ein Yogi sein will, muß ein für allemal das Herumkosten an den Dingen sein lassen. Ergreife eine einzige Idee. Laß Gehirn, Muskeln, Nerven, jeden Teil deines Körpers von dieser Idee erfüllt sein, und kümmere dich um sonst keine. Das führt zum Erfolg, und auf diese Weise werden die Großen des Geistes geformt. Vivekananda

Nie sind die Dinge an sich schlecht, nur wie du darüber denkst. Epiktet

Die durch Yoga-Übungen erlangte Erkenntnis von der Wesenheit der Dinge, die sowohl relatives wie wirkliches Sein besitzen, führt zur Befreiung vom Nichtwissen. Mahayana-Philosophie

Wir möchten gerne die Welle kennen, auf welcher wir im Ozean treiben, allein wir sind diese Welle selbst. Jacob Burckhardt

Es ist ein großer Unterschied zwischen Denken, was andere gedacht haben, und Sagen, was andere gesagt haben, und zwischen Selbstdenken und Selbstsagen.

Eckartshausen

Unabhängigkeit im Denken ist das erste Kennzeichen der Freiheit. Ohne sie bleibst du ein Sklave der Umstände.

Vivekananda

Deine Denkweise soll in geistigen Dingen genauso rationell sein wie in den Angelegenheiten des täglichen Lebens. Die äußeren Aufgaben verlangen rationelles Denken. Das geistige Leben verlangt ein tausendfaches Maß an rationalem, exaktem, gut fundiertem Denken.

Vivekananda

Der Verstand ist der große Verneiner des Wirklichen. Verneine den Verneiner!

Vivekananda

Unendlich ist die Wirkung des Lichts; sie erstreckt sich auf Verstand und Vernunft.

Eckartshausen

Zeigt dem Italiener, dem Franzosen, dem Engländer, dem Araber eine Rose – durch Anschaulichkeit werden sich alle über den Anblick der Rose verstehen, aber nicht durch Worte. Worte sind also die Ursache, warum wir uns nicht verstehen, nicht die Dinge.

Eckartshausen

Es gibt jedoch eine Unreinheit, die alle Unreinheiten übertrifft, und das ist die Unwissenheit. Oh, Weiser, wirf jene Unreinheit ab und sei.frei von allen Unreinheiten.

Dhammapada

Böse Gedanken sind Krankheitsstifter, denn jeder Gedanke ist ein kleiner Hammerschlag auf dem Metall unseres Körpers und schlägt das heraus, was wir sein werden. Wir sind die Erben aller guten Gedanken des Weltalls, wenn wir uns ihnen öffnen. Vivekananda

Die größte Gabe ist die Gabe des Wissens. Die größte Stärke ist die Beherrschung der Gedanken. Yesudian

Du sollst zuerst über das Selbst hören. Höre Tag und Nacht, daß du das Selbst bist. Wiederhole es für dich Tag und Nacht, bis es in deine Adern hineinfließt, bis es in jedem deiner Blutstropfen prickelt, bis es in dir Fleisch und Knochen wird. Laß deinen ganzen Körper von diesem einzigen Ideal durchdrungen sein: »Ich bin das nie geborene, das nie sterbende, das selige, das allwissende, allmächtige, ewig glorreiche Selbst!« Alle deine Taten werden verherrlicht, umgewandelt, vergöttlicht durch die wahre Macht des Gedankens. Wenn die Materie mächtig ist, so ist der Gedanke allmächtig! Vivekananda

Der Wind sammelt die Wolken, und der Wind treibt sie auch fort. Der Verstand schafft Fesseln, und der Verstand befreit uns auch davon. Sankaracharya

Geh in dich hinein und hole das Wissen aus deinem eigenen Selbst heraus. Du bist das größte Buch, das jemals war und jemals sein wird, der unendliche Verwalter von allem, was ist. Alle äußere Belehrung ist vergebens, solange der innere Lehrer nicht erwacht. Es muß dazu führen, daß das Buch des Herzens sich öffnet, um wertvoll zu sein. Vivekananda

Ich bin ein geborener Schüler. Alles, was existiert, ist mein Meister. Ich lerne von allem! Keshab

Der Schatz des Wissens ist solch ein großes Vermögen, aus welchem die Blutsverwandten nichts wegnehmen können, der Dieb nichts rauben kann, und wenn du aus ihm noch soviel verteilst, wird es nie weniger!   Indien

Als die Menschheit gelernt hat zu sprechen, hat sie das selbständige Denken vergessen.   Karinthy

Kein einziges, ausgesprochenes Wort hat je so viel genützt wie diese vielen Worte, die verschwiegen blieben.
Plutarch

Laß wachsen und begieße den Baum der Erkenntnis, aber iß nur aus den Früchten des Lebensbaumes.
E. Haich

Derjenige, der jeden Tag weiß, was er noch nicht weiß, und jeden Monat weiß, was er weiß, der lernt ernst.
Laotse

Wissen, daß man nichts weiß, das ist das Allerhöchste. Zu vermuten, daß Unwissenheit Wissen ist, bringt Leiden. Nur derjenige, der an den Leiden leidet, wird von den Leiden befreit. Der Berufene ist frei von Leiden, weil er an den Leiden leidet.   Laotse

Was man hat, darüber spricht man nicht.
Worüber man spricht, das hat man nicht.   Laotse

Das Schicksal biegt sich gehorsam wie ein gespannter Bogen in deiner Hand, wenn du den Pfeil der richtigen Gedanken durch ihn schießest.   Yesudian

Wer Kenntnis, Weisheit und Unterscheidungskraft besitzt, der ist reif, um nach dem Selbst zu suchen.
Sankaracharya

Ein aufrichtiger Gedanke kann Himmel und Erde bewegen. China

Weder atmen noch körperliche Yoga-Übungen sind von irgendwelchem Nutzen, bis du nicht den Gedanken erfaßt hast: »In Wirklichkeit bin ich nichts anderes als Zeuge! Nichts kann mich von außen berühren!«

Vivekananda

Der Körper – die Form – wird durch den Gedanken gebildet, der ihm zugrunde liegt. Vivekananda

Erfahrung ist der einzige Lehrmeister, den wir besitzen. Wir können unser Leben lang reden und debattieren und werden trotzdem kein aus der Wahrheit gesprochenes Wort verstehen, solange wir sie nicht an uns erfuhren. Vivekananda

Das Mittel, Nichtwissen zu zerstören, ist unaufhörliche Übung in der Unterscheidung. Vivekananda

Wer sich um die üble Rede anderer nicht kümmert, besiegt alles. Mahabharata

Wie, Wann? und Wo? – Die Götter bleiben stumm! Du halte dich ans Weil, und frage nicht Warum?

Goethe

Zügle deine Zunge, um deine Gedanken zu kennen. Zügle deine Gedanken, um dein wahres Selbst zu kennen.

Yesudian

Steh auf und sei frei! Wisse, daß jeder dich schwächende Gedanke und jedes dich schwächende Wort auf dieser Welt das einzige wirkliche Übel ist. Alles, was den Menschen schwächt, alles, was ihm Furcht einflößt, ist das einzige Übel, das er ängstlich meiden sollte.

Vivekananda

*Fülle dein Gehirn von Kindheit an mit positiven, star-
ken, nützlichen Gedanken. Nimm nur solche und keine
schwächenden und lähmenden Gedanken auf. Sage zu
dir selbst: »Ich bin das Selbst, das ewig-freie, unsterbliche Selbst!« Laß es wie ein Lied Tag und Nacht in
deinem Gehirn erklingen, und auf dem Sterbebett er-
kläre: »Ich bin das Selbst!«* Vivekananda

*Es ist das Unglück der Unvernünftigen, daß sie das,
was nicht unvernünftig ist, für unvernünftig halten.*
Lü Bu We

*Durch Atembeherrschung erreichen wir Gedankenbe-
herrschung, durch Gedankenbeherrschung treten wir in
den ursprünglichen, paradiesischen Zustand ein.*
Maharishi

*Wie kann ich den Verstand beherrschen? – Wenn das
wahre Selbst verwirklicht wird, gibt es keinen Verstand
mehr zu beherrschen.* Maharishi

*Ich will nicht einen Lehrer haben, der mich beeinflußt.
Ich will aber einen Lehrer, der mich lehrt, mich nicht
beeinflussen zu lassen.* Yesudian

*Treibe den Aberglauben aus deinem Gehirn. Sei tapfer.
Erkenne die Wahrheit und übe die Wahrheit aus. Möge
das Ziel noch so ferne sein, gleichviel, erwache, steh auf
und halte nicht an, bis du das Ziel erreicht hast.*
Vivekananda

*Die am höchsten stehenden Menschen sind ruhig, still
und unbekannt. Dies sind Menschen, die die Macht des
Gedankens wirklich kennen. Sie wissen, daß, selbst
wenn sie sich in eine Höhle einschlössen, dort nur fünf
wahre Gedanken dächten und dann stürben, diese fünf*

Gedanken in alle Ewigkeit fortleben würden Denn wahrlich, solche Gedanken werden durch Berge dringen, Meere überqueren und über die ganze Welt wandern. Sie werden tief in die Herzen und Gehirne der Menschen dringen und werden Männer und Frauen erwecken.

Vivekananda

Wenn die Schuhe recht sind, vergißt man die Füße. Wenn der Gürtel recht ist, denkt man nicht an die Hüften. Wenn das Herz recht ist, gibt es kein Für und Wider. Wenn das Verstehen um die Dinge recht ist, gibt es kein inneres Schwanken und kein äußeres Beeinflußtwerden.

Dsuang Dsi

Kennst du den wahren Sinn des Wortes Buddha? – Es bedeutet, daß man durch ständiges Nachdenken über das Bewußtsein zum Bewußtsein selbst wird.

Ramakrishna

Wer auswendig die Lehren weiß, doch sie nicht übt, ist wie ein Mensch, der eine Lampe ansteckt und die Augen schließt.

Eckartshausen

Die Weisheit der meisten Gelehrten beschränkt sich auf das, was andere gedacht und gesagt haben. Eckartshausen

Wissen, das nicht an jedem Tage zunimmt, wird täglich abnehmen.

China

Lernen ist wie stromaufwärts rudern. Nicht weiterkommen heißt zurücktreiben.

China

Denken ist weder Ursache noch Wesen des Daseins, aber es ist ein Werkzeug des Werdens: ich werde zu

dem, was ich in mir sehe. Alles, was der Gedanke mir eingibt, kann ich tun; alles, was er mir offenbart, kann ich werden. Darauf sollte der Mensch sein unerschütterliches Selbstvertrauen gründen, weil das Göttliche ihm innewohnt.   Aurobindo

Wenn wir mit einem Weltkind reden, können wir sehen, daß sein Herz mit weltlichen Gedanken und Wünschen angefüllt ist, wie der Kropf einer Taube mit Körnern.

                                                    Ramakrishna

Die Lehre ist wie ein Floß, das dich an das andere Ufer hinüberträgt. Doch wer wäre so töricht, das Floß auf seine Schultern zu nehmen und auf dem trockenen Land weiterzuschleppen, nur weil es auf dem Wasser nützlich war.   Buddha

Wissen ist ein Schatz, der seinen Besitzer überallhin begleitet.   China

Haben wir Kenntnisse hinter uns gelassen, so werden wir Erkenntnis haben. Denken war das Mittel; Denken ist die Schranke.   Aurobindo

Kannst du nicht fortwährend die Sammlung des Geistes bewahren, so sammle dich doch zuweilen, wenigstens zweimal am Tage, morgens und abends. Am Morgen fasse den Vorsatz, und am Abend prüfe, wie du heute in Gedanke, Wort und Werk dich betragen.

                                            Thomas von Kempen

Rede nicht viel, aber erfühle den Geist in dir . . . Dieses ist Wissen, alles andere ist Unwissenheit.   Vivekananda

Das Leben ist nur eine Brücke. Bau keine Haus darauf.
                                                    China

Was kümmert es dich, was deine Vorfahren dachten oder wie andere heute denken? Worauf es ankommt, ist, was du denkst: unabhängige, furchtlose Gedanken, aus dem Reichtum deiner eigenen Erfahrungen geboren.

Yesudian

Der Gedanke an irgendeine Unvollkommenheit erzeugt eine solche. Allein Gedanken an Kraft und Vollkommenheit können diese heilen.

Vivekananda

Wir sind das, wozu uns unsere eigenen Gedanken gemacht haben; achte darum auf das, was du denkst.

Vivekananda

Des Menschenverstandes angewiesenes Gebiet und Erbteil ist der Bezirk des Tun und Handelns. Tätig wird er sich selten verirren.

Goethe

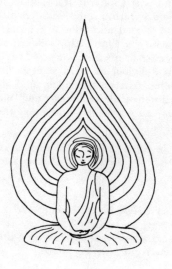

DONNERSTAG

Jupiterkraft

Jupiterkraft ist die Sehkraft des Geistes. Die Augen des Körpers haben die Fähigkeit, die Lichtstrahlen, die in sie hineindringen, wahrzunehmen. Das geistige Auge dagegen schaut nicht das, was in es hineindringt, sondern umgekehrt: es strahlt aus sich selbst die Sehkraft aus auf das, was es sehen will, und schaut nicht auf die Oberfläche, sondern bohrt sich in das Geschaute ein, durchdringt es und sieht nicht das äußere, sondern das innere, wahre Wesen von allem. Jupiterkraft ist auf der materiellen Ebene die Betrachtung des Erfahrenen, des Weisen, der sein Wissen und seine Erkenntnis nicht aus Einlernen oder Einbüffeln, sondern aus innerer, geistiger Schau erwirbt. Innere Schau führt zu der wahren Religion, zu dem wahren Glauben, die über allen falschen Gedanken und allem Aberglauben stehen, die keine Sekte und Widersprüche kennen – zu dem einen, inneren Gottesglauben.

Sehnst du dich nach Gott? – Richtig! Suche Ihn in dem Menschen. Die höchste Offenbarung Gottes ist der Mensch.   Ramakrishna

Nicht der Glaube an ein höchstes Wesen, noch seine Verneinung, sondern nur die eigene Bemühung um rechtes Leben und die selbsterrungene geistige Entwicklung können zur Befreiung führen.   Buddha

Es ist ein großer Unterschied, ob ich »Nahrung, Nahrung« sage oder sie esse, ob ich »Wasser, Wasser« sage oder es trinke. Wir können nicht erhoffen, Verwirklichung zu erlangen, indem wir einfach das Wort »Gott, Gott« wiederholen; wir müssen nach Verwirklichung streben und sie üben.   Vivekananda

Im Essen, Schlafen, Fürchten und Begatten sind Mensch und Tier sich gleich. Durch religiöse Übung nur erhebt der Mensch sich über das Tier. Wie sollte er ohne Religion dann nicht gleich dem Tier sein?   Eckartshausen

Aus geistiger Kurzsichtigkeit stammt der Kummer. Die Heilung ist der auf Weisheit beruhende Glaube.   Brunton

Weisheit befreit vom Zweifel, die Tugend befreit vom Leiden, Entschluß befreit von Furcht.   Kong Fu Tse

Unwissenheit ist das übelste der Übel. Nur Weisheit hilft sie überwinden. Und diese schafft nur unermüdliches Streben.   Eckartshausen

Die Gelehrten in unserem Jahrhundert haben vergessen, daß die Theorie der Praktik ihr Dasein zu danken hat und daß die Natur war, ehe es Regeln gab! Eckartshausen

Du, dessen Seele bestimmt ist zur Empfänglichkeit höherer Dinge, du, Mensch und Bruder, du wirst mich verstehen. Und du, dessen Seele diese Stimmung nicht hat, du sollst mich nicht verstehen.   Eckartshausen

Ein Mensch ist noch kein Weiser, einfach weil er viel spricht. Wer ruhig, frei von Haß und furchtlos ist, der wird ein Weiser genannt.   Dhammapada

Es gibt keine anderen Fesseln wie die Fesseln von Illusion, keine Kraft wie die Kraft, die uns Yoga gibt; es gibt keinen höheren Freund als Weisheit und keinen größeren Feind als Selbstsucht. Gheranda Samhita

Man kann ohne Furcht ein Familienleben führen, wenn man Weisheit und Andacht besitzt. Es läßt sich leicht auf Dornen gehen, wenn man Schuhe trägt.
Ramakrishna

Beherrsche deine Rede durch die Kraft des Geistes, beherrsche deine Geisteskraft durch das Unterscheidungsvermögen, beherrsche diese Fähigkeit durch den individuellen Willen, verschmelze Individualität mit dem unendlichen, absoluten Selbst und erreiche höchsten Frieden. Sankaracharya

Nach der alten Religion ist ein Atheist, der nicht an Gott glaubt. Die neue sagt: Atheist ist, der an sich selbst nicht glaubt. Vivekananda

Wenn der Weise die Eitelkeit mit allem Ernst vertrieben hat, steigt er auf die höchste Stufe der Weisheit und schaut von dort auf die Toren hinab. Gelassen blickt er auf die sich vor Sorgen krümmende Menschenmasse wie einer, der vom Berggipfel auf die im Tal Gebliebenen hinabsieht. Dhammapada

Der Weise wurde gefragt: »Wen liebst du mehr, deinen Bruder oder deinen Freund?«
Der Weise antwortete: »Ich liebe meinen Bruder, wenn er mein Freund geworden ist!« Altjüdische Weisheit

Gott ist in allen Menschen, doch nicht alle Menschen sind in Gott. Darum leiden sie! Ramakrishna

Die sich durch Irrtümer durchkämpfend zur Wahrheit
gelangen: die sind die Weisen!
Die im Irrtum Verharren das sind die Narren.

Rückert

Sich durch Aufrichtigkeit, Enthaltsamkeit und Selbst-
beherrschung erhebend, baut der Weise für sich eine
Insel, die Hochwasser nicht überschwemmen kann.

Buddha

Wenn du ein Weiser sein willst, strahle sparsam aus,
was du in deinem Kopf hast. Geschlossen soll dein Mund
sein, vorsichtig dein Wort, als den allergrößten Schatz
betrachte deine Lippen.   Babylonische Weisheit

Der Alligator hat einen so dicken und schuppigen Pan-
zer, daß keine Waffe ihn so leicht durchbohrt. – So
kannst du auch einem Weltkinde Religion predigen,
und sie wird keinen Eingang in sein Herz finden.

Ramakrishna

Gotteserkenntnis hält Schritt mit dem Glauben. Wo
wenig Glauben ist, sucht man vergeblich nach viel
Wissen.   Ramakrishna

Wer Glauben hat, hat alles, und wem er fehlt, dem
fehlt alles.   Ramakrishna

Der Weise meistert seinen Sinn und wird im Herzen
eins mit dem unendlichen, allwissenden, alles durch-
dringenden Herrn. Nur wer das Ewige vom Vergäng-
lichen scheidet, übt Geisteszucht. Groß ist die Glorie des
aus sich selbst leuchtenden Wesens, der erhabenen Wirk-
lichkeit in uns.   Upanischaden

Jede Sekte hat ihre Wahrheit, und jede Wahrheit hat
ihre Sekte.   China

Religionen sind verschieden, aber es gibt nur einen einzigen Gott. Gott ist wie das Wasser, das die verschiedenen Gefäße füllt, und in jedem Gefäß nimmt die Vision Gottes die Gestalt des Gefäßes an. Doch Er ist der Eine.

Vivekananda

Es wäre nicht der Mühe wert, siebzig Jahre alt zu werden, wenn alle Weisheit der Welt Torheit wäre vor Gott.

Goethe

Wer Gott erkannt hat, streift alle Fesseln von sich, und mit den entschwundenen Leiden streift er Geburt und Tod ab.

Upanischaden

Der Weise ändert sich auch in Not nicht. Der gewöhnliche Mensch wird wild.

Kong Fu Tse

Der Weise ist friedliebend, aber er kennt keine Kompromisse. Der gewöhnliche Mensch macht Kompromisse, aber ist nie friedliebend.

Kong Fu Tse

Aus der Kraft der Verwirklichung entsteht Religion. Nicht die Anzahl der Doktrinen oder Philosophien hat einen großen Wert, sondern nur was du bist und was du verwirklicht hast.

Vivekananda

Der Weise strengt sich selbst an, mit ganzem Ernst und mit dem festen Willen, frei zu sein von der Knechtschaft der Welt, als ob er von einer Krankheit frei werden wollte.

Sankaracharya

Wer nichts weiß und weiß nicht, daß er nichts weiß, ist ein Törichter, laßt ihn allein. Wer nichts weiß und weiß, daß er nichts weiß, ist ein Unwissender, belehrt ihn. Wer weiß und weiß nicht, daß er weiß, schläft, wecket ihn. Wer weiß und weiß, daß er weiß, ist ein Weiser, folget ihm.

Koran

Große Weisheit hat keine äußere Form. Wertvolle Dinge können nicht rasch vollendet werden. Edle Töne erklingen nur selten.
Lü Bu We

Der kluge Kaufmann verbirgt seine Schätze, als wäre er arm. Der Edle verbirgt seine Weisheit, als wüßte er nichts.
Li Gi

Alles wahrhaft Große auf Erden wächst aus etwas Geringem empor. Der Weise denkt nicht an seine Größe und wird darum groß.
Liä Dse

Der Weise schätzt die Menschen nach ihrer Menschlichkeit ein, andere nach ihren Taten, und der Dumme nach ihren Geschenken.
Lü Bu We

Glaube an alles, was du tust. Nur dem Menschen, der an sich selbst glaubt, öffnen sich die Türen aller Welten. Glauben ist gänzlicher Verlaß auf den alles belebenden inneren Geist. Wisse, daß du dieser Geist bist. Laß deine Taten von der Kraft des Geistes begleitet werden, sei es ein Gedanke, ein Wort oder eine Tat.
Yesudian

Glauben soll man an das, was noch nicht ist, damit es werde!
E. Haich

Der Weise benutzt sein Herz wie einen Spiegel. Er sucht die Dinge nicht und geht ihnen auch nicht entgegen. Was auf ihn zukommt, nimmt er in seinem Spiegel auf, tut aber nichts dazu, es dort zu halten. Das aber ist es eben, was ihn fähig macht, über alles zu siegen und selbst nie verletzt zu werden.
Dsuang Dsi

Der Korrekte wird leicht kleinlich und pedantisch. Der Weise wahrt Ernst und Würde, aber zielt stets auf verständige und nützliche Zwecke.
Kao Yao

Nur der Unwissende wird böse. Der Weise versteht.

Indien

Der Gutmütige und Nachgiebige ist leicht schlechten Einflüssen zugänglich. Der Weise verharrt fest und unerschütterlich im Guten. Kao Yao

Verständnis für die Kunst und Fertigkeit der Hand taugt nur der Fristung deines Tages. Das Wissen aber, die Befreiung von dem Erdendasein: ist nicht erst das wahre Weisheit? Kung Dse

Heilig sei dir der Tag; doch schätze das Leben nicht höher als ein anderes Gut, und alle Güter sind trüglich.

Goethe

Der edle Mensch ist selbstbewußt, ohne Hochmut; der niedrigstehende Mensch ist hochmütig, ohne Selbstbewußtsein. Kung Dse

Glaube kann Wunder verrichten, während Eitelkeit und Ichsucht des Menschen Tod sind. Ramakrishna

Der Weise, der durch Glauben, Hingabe und Meditation das Selbst erkannt hat und eins geworden ist mit Brahman, wird befreit vom Rad des ewigen Wandels und erlöst von Wiedergeburt, Leiden und Tod.

Upanischaden

Die echten Künstler sind die religiösesten der Sterblichen.

Rodin-Gsell

Das Studium der Philosophie hat nicht den Sinn, zu erfahren, was andere gedacht haben, sondern zu erfahren, wie die Wahrheit der Dinge sich verhält.

Thomas von Aquin

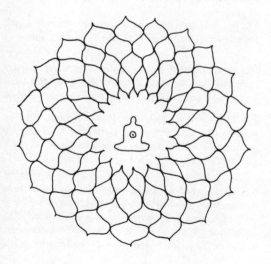

Venuskraft

Venuskraft ist die Ursache der »hohen Zeit« – Hochzeit – der Natur. Auf ihre Wirkung ziehen alle Lebewesen, ob Pflanze, Tier oder Mensch, ihr allerschönstes Kleid an, um dem anderen Geschlecht aufzufallen, es anzuziehen und dann die »hohe Zeit« – »Hochzeit« – mit ihm zu erleben. Venuskraft ist, in ihrer Offenbarung, die Schönheit, Harmonie, Kunst und Liebe, von der tierischen Anziehung und Besitzgier bis zur höchsten, unpersönlichen, universellen Liebe, auf jeder Stufe der Offenbarungsskala der Schöpfung.

Das große Gesetz ist Liebe. Sie ist die wirkende Kraft, Mittel zur Assimilation, Kette der Einswerdung!

Eckartshausen

Es gibt kein Laster, das nicht die Entfernung von der Liebe zur Ursache seiner Entstehung hat. Es gibt keine Tugend, die nicht in der Liebe gründet. Eckartshausen

Der Gottheit kann sich kein Wesen nähern, das ihr nicht ähnlich ist. Da nun die Gottheit die Liebe ist, so geschieht die Ähnlichwerdung durch die Liebe. Wer sich von der Liebe entfernt, der entfernt sich von Gott.

Ramakrishna

Mit allem, sei es über oder unter dir, fern oder nah, sichtbar oder unsichtbar, soll dich schrankenlose Liebe verbinden, und gegen kein Wesen soll ein feindliches Gefühl oder der Wunsch zu töten in dir auftauchen. In diesem Bewußtsein lebe, wo du stehst und gehst,

sitzest oder liegst, bis du einschläfst. Im Geiste Gottes
lebe und webe, und du wirst in Ihm seine Freude haben.

Vedanta-Philosophie

Nicht Liebe macht blind, sondern Besitzgier. Die Men-
schen werden durch sinnliche Begierden geblendet.
Wahre Liebe befreit von Besitzgier und macht sehend.

Ramakrishna

Man soll über die Liebe nicht sprechen, sondern aus
Liebe handeln, in Liebe leben. Ramakrishna

Für die Liebe ist die Liebe selbst der Lohn! E. Haich

Wissenschaft und Klugheit ist bewußte, oft nur zu
selbstbewußte Weisheit der Gedanken. Liebe aber ist
unbewußte Weisheit des ganzen Menschen. Wöhrmüller

Haben wir Freuden hinter uns gelassen, so werden wir
Seligkeit haben. Begehren war das Mittel; Begehren ist
die Schranke. Aurobindo

Wer die anderen liebt und keine Gegenliebe findet, der
prüfe seine eigene Einstellung zu den Mitmenschen.

Mong Dse

Gegen große Vorzüge der anderen gibt es kein Ret-
tungsmittel als die Liebe. Goethe

Bei einer Vereinigung des Schönen mit dem Häßlichen
triumphiert am Ende immer das Schöne: die Natur
kommt auf Grund eines göttlichen Gesetzes beständig
auf das Bessere zurück, sie strebt unaufhörlich nach
Vollkommenheit. Rodin-Gsell

Das wahre Glück baut sich jeder nur dadurch, daß er sich durch seine Gefühle vom Schicksal unabhängig macht.   W. von Humboldt

Jeder, der den Namen »Künstler« mit Recht führen will, muß die ganze Wahrheit der Natur ausdrücken, nicht nur ihre äußere, sondern vor allem ihre innere.
                                                           Rodin-Gsell

Reine Erkenntnis und reine Liebe sind letzthin eins. Reine Erkenntnis führt zum gleichen Ziel wie reine Liebe.
                                                           Ramakrishna

Künstler und Denker gleichen einer Leier, die unendlich zarte und klagereiche Töne hat. Und die Schwingungen, die der Geist einer jeden Zeit ihr entlockt, klingen bei allen anderen Sterblichen nach.   Rodin-Gsell

Für den, der den Namen »Künstler« verdient, ist in der Natur alles schön, weil seine jede äußere Wahrheit unerschrocken aufnehmenden Augen darin, wie in einem offenen Buch, mühelos jede innere Wahrheit zu lesen vermögen.   Rodin-Gsell

Sprich von Musik nur zu einem Musiker!   China

Kindliche Liebe bewegt Himmel und Erde.   China

Wer nicht lieben kann, der versteht nicht menschlich zu leben.   Lavater

Um die Liebe eurer Eltern zu verstehen, müßt ihr selbst Kinder aufziehen.   China

Wie der Tiger andere Tiere verschlingt, so verschlingt auch die Liebe alle »Erzfeinde« des Menschen, wie sinnliche Begierde, Leidenschaft, Neid und Zorn. Ramakrishna

Tauche tief in das Meer göttlicher Liebe. Fürchte dich nicht! Es ist das Meer der Unsterblichkeit. Ramakrishna

Zu Gott gelangt unverzüglich der, in dem die Herrlichkeiten der Liebe offenbar werden. Welches sind die Herrlichkeiten der Liebe? – Unterscheidungsvermögen, Leidenschaftslosigkeit, Zärtlichkeit für alles Lebendige, Dienst an den Guten und Freude am Umgang mit ihnen, Wahrhaftigkeit ... alle diese. Ramakrishna

Was ist das Neue, das wir noch zu vollenden haben? – Liebe! Denn bisher gelang uns nur Haß und Selbstgefälligkeit. Aurobindo

Liebe ist der Grundton, Freude ist der Klang, Kraft ist die Weise, Wissen ist der Spieler, das unendliche All ist der Komponist und die Zuhörerschaft. Wir hören das Stimmen der Instrumente, das so heftig ist, wie die Harmonie gewaltig sein wird; aber wir werden bis zur Fuge göttlicher Seligkeiten gelangen. Aurobindo

Nun aber bleibt Glaube, Hoffnung, Liebe, diese drei; aber die Liebe ist die größte unter ihnen. 1. Kor. XIII, 13

Nur der findet Gott, der sich nach Ihm sehnt, wie ein liebendes Weib nach ihrem Gatten, wie ein Weltling nach irdischen Freuden und wie ein Geizhals nach seinem aufgehäuften Gold. Ramakrishna

Wahre Liebe bedeutet nicht, Unkraut zu bewässern. Wenn du dir selbst nicht erlaubst, zu lügen, zu stehlen und andere Sünden gegen die Einheit zu begehen, so erlaube das, aus falsch aufgefaßter Nächstenliebe, auch deinen Nächsten nicht. E. Haich

Um in das Tal der Liebe einzutreten, muß man ganz in Feuer tauchen. Ja, man muß selbst Feuer sein, denn sonst könnte man da nicht leben. Der wahrhaft Liebende muß dem Feuer gleich sein, entflammten Angesichts, brennend und ungestüm wie das Feuer.

Ferid ed din Attär: Das Gespräch der Vögel

In diesem Tale ist die Liebe das Feuer, und sein Rauch ist die Vernunft. Wenn die Liebe kommt, entflieht die Vernunft in Eile. Die Vernunft kann mit der Raserei der Liebe nicht zusammenwohnen, die Liebe hat nichts zu schaffen mit der Vernunft des Menschen.

Ferid ed din Attär: Das Gespräch der Vögel

Liebe ist das Gesetz der Gottheit, das Gebot, das die Gottheit dem Menschen ins Herz legte. Sie ist das Band, das alle Wesen vereint. Der Trieb zur Einswerdung entspringt aus ihr. Ähnlichwerdung ist ihre Nahrung.

Eckartshausen

Macht nur die Augen auf; alles ist schön!   Thoma

Verwechsle wahre, unpersönliche Nächstenliebe nicht mit Schwäche! Wahre Liebe ist fest und hart. Wenn wir unter den Menschen eine Säule sein wollen, die den Schwachen und Schwankenden Sicherheit und Halt geben kann, dann müssen wir hart sein wie Stein.

E. Haich

Liebe kennt keine Belohnung. Liebe ist stets um der Liebe willen da.   Kong Fu Tse

Schön ist, was wahr und gut ist,
Gut ist, was schön und wahr ist,
Wahr ist, was schön und gut ist.

Lorant Hegedüs

Höchste Liebe, höchste Vollkommenheit besteht in höchster Übereinstimmung, höchster Harmonie.
Diese Harmonie ist den Tönen der Musik ähnlich, die in unendlichen Gradationen bestehen, und doch jeder Ton vom geringsten bis zum höchsten verhältnismäßig zum Ganzen ist.

Eckartshausen

Talent ohne Fleiß ist keine Kunst; Fleiß ohne Talent ist keine Kunst; Talent mit Fleiß – ist Kunst!

E. Haich

Die Liebe ist unendlich tätig; ihre Eigenschaft ist immerwährendes Bemühen ähnlicher Hervorbringung; hierin liegt der Grund der Schöpfung – der Beruf der Geschöpfe –, unsere Bestimmung.

Eckartshausen

Die Eigenschaft der Vollkommenheit und Harmonie schließt alles Unvollkommene aus und alles Disharmonische; daher liegt es in der Eigenschaft des höchsten Wesens, daß nur das Bestreben nach Harmonie zur höchsten Liebe – zu Gott – führen kann.

Eckartshausen

Was ist die größte Kunst? – und was ist am leichtesten?
Die größte Kunst ist die Selbstbeherrschung, und am leichtesten ist, unsere Nächsten zu kritisieren.

E. Haich

Beim Betrachten dessen, was in einem Spiegel vor dir ist, denke an das, was dahinter ist.

Wu Wang

Sei von Eitelkeit frei wie das welke Blatt, das der Sturm vor sich hertreibt.

Ramakrishna

Es ist nicht um des Gatten willen, daß das Weib den Gatten liebt, sondern es ist um des Selbst willen, daß es den Gatten liebt, weil es das Selbst liebt.
Keiner liebt das Weib um des Weibes willen, sondern weil er das Selbst liebt, liebt er das Weib.
Keiner liebt die Kinder um der Kinder willen, sondern weil man das Selbst liebt, liebt man die Kinder.
Keinerlei liebt ein Ding um dieses Dinges willen, sondern man liebt es um des Selbst willen.

Darum muß dieses Selbst gehört werden, bedacht werden, meditiert werden. Wenn dieses Selbst gehört worden ist, wenn dieses Selbst geschaut worden ist, wenn dieses Selbst verwirklicht worden ist, dann weißt du das alles! Vedanta-Philosophie

Wenn du auf einer Flöte spielst, so mußt du die Griffe lernen, die dir der Tonkünstler vorschreibt; um ein Lied harmonisch zu singen, so mußt du deine Stimme nach der Note erhöhen oder herabstimmen, die geschrieben steht. Ebenso mußt du zu Werk gehen, wenn du auf der großen Harmonika der Natur spielen willst: Ohne diese Regeln zu befolgen, wirst du ein elender Stümper, und der Weise wird seine Ohren vor dem Mißklang verstopfen. Eckartshausen

Die Bibel lehrt: »Liebe deinen Nächsten wie dich selbst.« Das bedeutet, daß du zuerst dich lieben – und dir selbst verzeihen – können mußt, um deinen Nächsten richtig lieben zu können! E. Haich

> *Sag an, wo wächst der Same*
> *Des Krauts »Vergeßlichkeit«?*
> *Er wächst in jenen Herzen,*
> *Wo Liebe nicht gedeiht.* Sosei Fu

Und wenn ich weissagen könnte und wüßte alle Ge-
heimnisse und alle Erkenntnis und hätte allen Glauben,
also daß ich Berge versetzte, und hätte der Liebe nicht,
so wäre ich nichts!   1. Kor. XIII, 2

Ein neu Gebot gebe ich euch, daß ihr euch untereinander
liebet, wie ich euch geliebt habe, auf daß auch ihr ein-
ander liebhabet.   Johannes 13, 34

Weil die Liebe für Goethe die höchste Art des Geistes
ist, so kann er Gott, als den Inbegriff alles Geistigen,
nicht anders denken als die Fülle der Liebe.

                                          Albert Schweitzer

Wir sehen die Liebe überall in der Natur. Alles, was
in der Gesellschaft gut, groß, hoheitsvoll ist, kommt
aus der Liebe; alles, in der Gesellschaft böse, ja dämo-
nisch ist, entsteht als Ergebnis irregeleiteter Liebes-
gefühle . . . So offenbart sich die Liebe, diese glühende
Sehnsucht zweier Wesen, eins zu werden, und vielleicht
einmal die Sehnsucht aller Wesen, sich in ein einziges
zu ergießen, allüberall, verschieden je nach den Um-
ständen, mehr oder weniger rein, aber dennoch als die
eine Liebe.   Vivekananda

Mensch, was du liebst, in das wirst du verwandelt
werden. Gott wirst du, liebst du Gott, und Erde, liebst
du Erde.   Angelus Silesius

In einem Zwiespalt zwischen dem Herzen und dem Ver-
stand folge dem Herzen.   Vivekananda

Ausdehnung bedeutet Leben, Liebe ist Ausdehnung. Liebe
ist somit das einzige Gesetz des Lebens. Wer liebt,
der lebt.   Vivekananda

*Nur dem Fröhlichen blüht der **Baum** des Lebens.*

Ernst Moritz Arndt

Es kann und sollte Frömmigkeit in guter Laune geben; man kann und soll beschwerliche, aber notwendige Arbeit in guter Laune verrichten, ja selbst sterben in guter Laune: denn alles verliert seinen Wert dadurch, daß es in übler Laune und mürrischer Stimmung begangen oder erlitten wird.

Kant

ħ

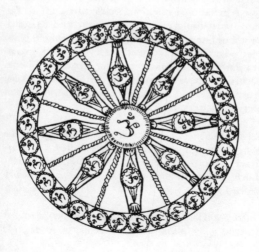

Saturnkraft

Die abkühlende, zusammenziehende und versteifende Wirkung der Saturnkraft verursacht, daß es überhaupt Materie gibt, aber dieselbe Kraft gibt auch die Möglichkeit, aus der Materie zu erlösen. Denn nur durch Zusammenziehung – Konzentration – ist eine Vergeistigung möglich. Darum ist Saturnkraft in der Bibel der Schlüssel, mit dem uns Petrus – Fels – den Himmel öffnet oder schließt. Saturnkraft offenbart sich auf der irdischen wie auch auf der seelischen und geistigen Ebene. Härte und Festigkeit sind Eigenschaften der Materie als auch des Menschen, der in seiner Seele hart oder fest sein kann. So offenbart sich Saturnkraft als Zusammenziehung in Materialisation und Kristallisation auf der materiellen – als Sparsamkeit, Habgier oder Geiz auf der seelischen – und als Konzentration der Gedanken auf der geistigen Ebene. Saturn-Offenbarungen sind ferner Standhaftigkeit, Ausdauer, Treue, Entsagung und Askese, aber auch Vergänglichkeit und Tod.

Sei standhaft und entschlossen! Charakter bedeutet die Kristallisation unserer besten Eigenschaften. Der Ausdruck deiner wahren Natur, der Göttlichkeit, erfolgt durch die Beherrschung und Zusammenfassung deiner besten Kräfte. Turyananda

Durch Standfestigkeit und Treue in dem gegenwärtigen Zustand ganz allein werden wir der höheren Stufe

eines folgenden wert und sie zu betreten fähig, es sei nun hier zeitlich oder dort ewig.   Goethe

Ein Beweis der Festigkeit des Geistes ist die Festigkeit des Blicks. Sobald der Geist sich festigt, wird auch der Blick fest. Die Unsicherheit in Blick und Bewegung verschwinden vollkommen.   Turyananda

Lerne Konzentration und wende sie in jeder Weise an. So verlierst du nichts. Wer das Ganze hat, hat auch die Teile.   Vivekananda

Das Geheimnis des außerordentlichen Menschen ist in den meisten Fällen nichts als Konsequenz, sei es in der Gottesliebe, in der Menschenliebe, in der Befolgung der richtig erfaßten Ziele, im Streben nach Vollkommenheit.   Gillen

Der Yogi zieht in die Einsamkeit, weil er das Alleinsein zwischen den Menschen nicht mehr erträgt.   E. Haich

Wir leiden, weil wir von unserem Mittelpunkt entfernt sind. Wenn wir erkennen, wer wir sind und in den Mittelpunkt zurückkehren, fällt das Leiden von uns herab.   Brunton

Was heute wir wirken, schafft unsere Zukunft; wie der Schatten dem Körper, so folgt uns das Gesetz des Schicksals. Zwangsweise muß jeder selbst die Folgen seines Tuns tragen.   Padma-Sambhava

Allah behütet dein Kamel, aber zuerst binde es an einen Baum.   Koran

Die Welt denkt, daß der Yogi ein Mann der Entsagung sei, der auf alles verzichtet, was das Leben bietet. Im

Gegenteil! Der Yogi will das Allerhöchste, er will das Leben selbst – Gott selbst! Er verzichtet nur auf die vergänglichen Freuden und zieht die ewigen vor.

E. Haich

Im Entsagen wird man reif. Wer nicht entsagen lernt, hält nicht Schritt mit den Maßen seiner Jahre.

Der Templer

Yoga-Weg begeht jeder, dessen Tätigkeit mit Konzentration verbunden ist, weil diese das Bewußtsein erweitert.

E. Haich

Zwei Dinge sollst du meiden, o Wanderer: die zwecklosen Wünsche und die übertriebene Kasteiung des Leibes.

Buddha

Die Wunschlosigkeit befreit uns von dem Tode, denn sobald die Wünsche und Begierden uns nicht mehr in die materielle Welt herabziehen, hört für uns der Kreislauf von Geburt und Tod auf, und wir sind imstande, die ewige Freiheit des Geistes, frei von Raum und Zeit, genießen zu können.

E. Haich

Sogar in der Mitte des allergrößten Wirbelsturmes herrscht absolute Stille.

E. Haich

Alle weltlichen Dinge sind nur ein Traum im Frühling. Betrachte den Tod als Heimkehr.

Kong Fu Tse

Als du auf diese Welt kamst, o Mensch, hat sich die Welt gefreut, und du hast geweint. Jetzt gebrauche deine Zeit so, daß, wenn die Stunde schlägt und du die Welt verläßt, sie weinen wird und du mit Freude weggehen kannst.

Tulsi

Der aus eigener Kraft Herr über sich selbst wird, ist wie der Polarstern, er bewegt sich nicht, und das All kreist um ihn herum.
Kong Fu Tse

Der Mensch ist verliebt in die Fessel der Geburt, und daher ist er auch in der entsprechenden Fessel des Todes gefangen. In diesen Ketten verlangt er nach vollendeter Erfüllung seines Selbst.
Aurobindo

Der Edle versteht es, auch Unglück mit Festigkeit und Würde zu tragen. Der Niedrigdenkende gerät durch Unglück aus der Fassung.
Kong Fu Tse

Möge doch jede bessere, zarte Natur auch jene materielle Härte an sich ausbilden, die in dem Kampfe mit den irdischen Mächten nun einmal unerläßlich ist.
Feuchtersleben

Ohne Sorgen kann kein Menschenleben sein, sondern mit Sorgen, oft sogar mit viel Sorgen sorgenlos zu leben, das ist die Lebenskunst, zu der wir erzogen werden sollen.
Hilty

Die Unveränderlichkeit in der Mitte ist es, was die Tugend bestimmt; ist es nicht sogar ihr Gipfel? Die Menschen verharren selten darin.
Kong Fu Tse

Nur das, was in Freiheit wahrhaft aus uns selbst kommt, hält die Seele wirklich und wahrhaft fest.
W. von Humboldt

Ausdauer ist eine Tochter der Kraft, Hartnäckigkeit eine Tochter der Schwäche.
Ebner-Eschenbach

Starke Menschen bleiben ihrer Natur treu, mag das Schicksal sie auch in schlechte Lebenslagen bringen, ihr

Charakter bleibt fest, und ihr Sinn wird niemals schwankend. Über solche Menschen kann das Schicksal keine Gewalt bekommen. Machiavelli

Charakterfestigkeit heißt, die Wirkung der anderen auf sich selbst erprobt zu haben; also sind dazu die anderen nötig. Stendhal

Standhaft ist, wer an seinem Platz verharrt; wahrhaft lebt, wer im Tod besteht. Laotse

Doch der ist weder unklug noch beschränkt, der nach dem Irrtum sich vom Fall erhebt, anstatt im Unrecht trotzig zu verharren. Sophokles

Was soll der Reichtum bei einem Geizhalse, der schmutzig ist, schlechte Kleider trägt, immer nur ganz wenig essen mag und weit elender ist als ein Armer? Ksemendra

Nicht gestillt wird die innere Gier durch Geld, sowenig wie der Durst durch Salzwasser. Das Leid der Geizigen ist ersichtlich noch größer als das Leid der Besitzlosen. Ksemendra

Der Edle bleibt fest in der Not. Wenn der Gemeine in Not kommt, so wird er trotzig. Kong Fu Tse

Der wahre Mensch kennt nicht die Lust am Geborensein und nicht die Abscheu vor dem Sterben. Sein Eintritt in die Welt der Körperlichkeit war für ihn keine Freude, sein Eingang ins Jenseits war ohne Widerstreben. Dsuang Dsi

Die Stärke des Charakters zeigt sich im Innehalten der rechten Mitte, und es gehört wesentlich zu ihr, daß sie die rechte Mitte zum Ziel hat. Das Unrechttun ist aber vielgestaltig. Aristoteles

Wer wirklich die Beharrlichkeit besitzt, den Weg des Menschen zu gehen: mag er auch töricht sein, er wird klar werden, mag er auch schwach sein, er wird stark werden.

Dsung Yung

Die Prüfungen, die uns treffen, dienen dazu, unseren Glauben zu festigen, uns wirklich zu läutern und die Schlacken auszuscheiden. Denn wenn wir sünderein sind, haftet die göttliche Einwirkung an der Welt.

Jehuda Halevi

Der Tod ist die Frage, welche die Natur beständig dem Leben stellt, und ihre Mahnung, daß es sich selbst noch nicht gefunden habe. Wäre das Leben nicht vom Tode umstellt, so verharrte die Kreatur für immer in irgendeiner unvollkommenen Lebensform. Vom Tode verfolgt, erwacht sie zur Idee des vollkommenen Lebens und sucht nach seinen Bedingungen und Möglichkeiten. Aurobindo

Nach außen gerichteten Begierden laufen die Toren nach und fallen in die geöffnete Schlinge des Todes. Aber die Weisen, welche die Unsterblichkeit erkannt haben als das Bleibende inmitten der wandelbaren Dinge, haben hiernach kein Verlangen mehr.

Upanischaden

Sparsamkeit macht den Menschen unabhängig, Geiz macht aus dem Menschen einen Sklaven. E. Haich

Die Vergeltung für Gut und Böse ist wie der Schatten, der dem Körper folgt.

China

Was durch das Zeugen erzeugt wird, ist der Tod. Aber das, wodurch das Zeugen zum Zeugen wird, ist noch nie zu Ende gekommen. Was durch das Gestalten gestaltet wird, ist die Masse. Aber das, wodurch das Ge-

stalten zum Gestalten wird, ist noch nie ins Dasein getreten.
Liä Dsi: Das wahre Buch

Die Trennung vom Leibe gilt den Wissenden nicht als Tod.
Mahabharata

Der gewöhnliche Sterbliche, mit seiner Seele allen Sinnen unterworfen und mit schwankender Erinnerung begabt, geht, durch Verrat an seinem Selbst, in den Tod.
Mahabharata

Der Tod steht heute vor mir, wie wenn jemand sein Haus wiederzusehen wünscht, nachdem er viele Jahre in Gefangenschaft verbracht hat.
Ägypten

Zwei Arten Menschen quälen sich umsonst und mühen sich vergebens: wer Geld sammelt und es nicht verzehrt und wer Wissen erwarb und es nicht anwendet.
Demokrit

Das Geld des Geizigen, das Unbehagen, Mühsal, Durst, Verblendung und Schlaflosigkeit verursacht, ist kein Geld, sondern eine Krankheit des Herzens.
Ksemendra

Zeit und Raum, die zwei großen Balken, auf denen unser Geist gekreuzigt ist, können wir nur durch Konzentration überwinden.
E. Haich

Leben ist Bewegung, Veränderung, Umwandlung; Versteifung ist Tod.
E. Haich

Denn wo ihr nach dem Fleisch lebet, so werdet ihr sterben müssen; wo ihr aber durch den Geist des Fleisches Geschäfte tötet, so werdet ihr leben.
Römer VIII, 13

Aber fleischlich gesinnt sein ist der Tod, und geistlich gesinnt sein ist Leben und Friede.
Römer VIII, 6

Zu Finsternis verdammt ist, wer sich dem Leben in der Welt verschreibt, zu größerer Finsternis noch, wer einzig der Andacht sich hingibt.
Wer irdischen Dingen nur lebt, hat anderes zu erwarten als einer, der nur der Andacht sich widmet, so lehren uns die Weisen.
Wer aber beides verbindet, das Weltliche mit dem Leben der Andacht, überwindet durch das Leben in der Welt den Tod und erlangt Unsterblichkeit durch Andacht.

Upanischaden

. . . So ist zum Beispiel der Tod nichts Schreckliches, sondern die Meinung von dem Tode, daß er etwas Schreckliches sei, das ist das Schreckliche.   Epiktet

. . . niemand weiß vom Tode auch nur, ob er nicht der Güter größtes ist; sie fürchten ihn aber, als wüßten sie gewiß, daß er der Übel größtes ist.   Platon

Starre nicht auf den Ablauf der Zeit, fülle sie mit Arbeit aus, und du wirst keinen Grund haben, über den Verlust von Lebenszeit zu klagen.   Petrarca

Wer keine Zeit hat, hat auch keine Ewigkeit.

Altes Sprichwort

Zusammenziehung bedeutet Tod. Selbstsucht ist Zusammenziehung. Wer selbstsüchtig ist, stirbt.

Vivekananda

Um Erfolg zu haben, mußt du eine ungeheure Ausdauer besitzen.   Vivekananda

Man selbst muß ausdauernder sein als die Schwierigkeiten, – es gibt keinen anderen Ausweg.   Aurobindo

Ergänzendes Schrifttum

ELISABETH HAICH:
SEXUELLE KRAFT UND YOGA
236 Seiten mit 15 Kunstdruckbildern

ELISABETH HAICH: **EINWEIHUNG**
Ein Schlüsselwerk zur Bewußtseins-Erweiterung
11. verbesserte Auflage, 430 S., Großformat, Leinen

YESUDIAN-HAICH:
YOGA IM LEBENSKAMPF
60 Seiten, kartoniert

YESUDIAN-HAICH: **YOGA UND SCHICKSAL**
6. Auflage, 3 Vorträge, 60 Seiten, kartoniert

YESUDIAN + HAICH: **SPORT + YOGA**
25. Auflage 115.–125. Tausend, mit 74 Bildern,
282 Seiten, Großformat, Leinenband

SELVARAJAN YESUDIAN:
HATHA-YOGA-ÜBUNGSBUCH
5. Auflage, 224 Seiten,
121 Zeichnungen, Leinen

DREI-EICHEN-VERLAG

SELVARAJAN YESUDIAN:

SELBSTVERTRAUEN DURCH YOGA
212 Seiten, 11 Bilder, Leinen

BORIS SACHAROW:

DAS ÖFFNEN DES DRITTEN AUGES
Die Technik des geistigen Bogenschießens
128 Seiten, Zellglaskarton

H. TH. HAMBLIN:

PSYCHO-DYNAMIK – Kraftdenken
4. Auflage, 144 Seiten, Zellglaskarton

FRITZ MINGER:

MEDITATION OHNE GEHEIMNIS
88 Seiten, Zellglaskarton

TSCHUANG TSE:

LEBE BEWUSST! – WEGWEISUNGEN
96 Seiten, Zellglaskarton

JOSEPH LEEMING: **YOGA UND DIE BIBEL**
208 Seiten, Leinen

DREI-EICHEN-VERLAG